AF582282

RÉOUVERTURE

DE

L'ÉCOLE DE MÉDECINE

DU CAIRE.

DISCOURS

PRONONCÉ PAR LE DOCTEUR CLOT-BEY

LE 10 MOHAREM 1273

— 10 SEPTEMBRE 1856 —

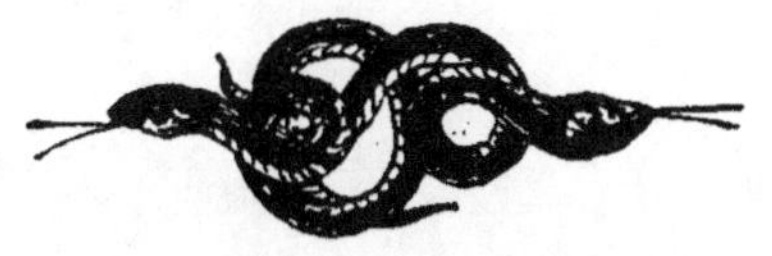

PARIS
TYPOGRAPHIE DE HENRI PLON
IMPRIMEUR DE L'EMPEREUR
RUE GARANCIÈRE, 8.

1864

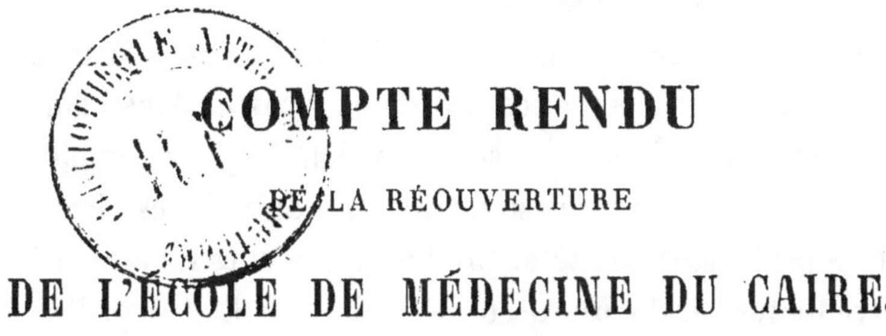

COMPTE RENDU

DE LA RÉOUVERTURE

DE L'ÉCOLE DE MÉDECINE DU CAIRE.

(Extrait du journal *Spettatore egiziano* du 16 septembre 1856.)

Dans la matinée du 10 septembre 1856 la réouverture de l'École de médecine a eu lieu avec la plus grande solennité. On s'était réuni à l'ancien hôpital de Caserlein, qui est placé dans une situation magnifique sur les bords du Nil, et qui servira provisoirement à l'École de médecine en attendant que la Mabiadeh soit complétement disposé.

L'assemblée était présidée par S. E. Ethem-Pacha, qui a déjà si bien mérité de l'instruction publique en Égypte; les Cheiks-el-Islam et les Ulémas en très-grand nombre étaient présents pour démentir cette prévention, si souvent exprimée contre eux, de vouloir empêcher, au nom de l'islamisme, les progrès de la civilisation. Le corps consulaire était au grand complet, et une foule de fonctionnaires se pressaient dans l'enceinte. Dans toute cette assistance on distinguait particulièrement le docteur Clot-Bey, organisateur de la première École, il y a trente ans, et le restaurateur de la seconde.

Quand tout le monde fut réuni, S. E. Ethem-Pacha invita toutes les personnes présentes à passer dans l'amphithéâtre de l'École, où se trouvaient déjà rassemblés tous les jeunes gens qui se destinent à être élèves, leurs futurs professeurs en tête. Un des professeurs lut d'abord la traduction arabe du discours du docteur Clot-Bey, il le prononça lui-même ensuite en français. Après cette lecture, élevant la main, il prononça ces mots à haute voix : « Messieurs, au nom de S. A. le Vice-roi, je proclame la réouverture de l'École de médecine. » A ce moment éclatèrent de la manière la plus vive la joie et l'enthousiasme de tous ces jeunes gens et des personnes présentes qui se félicitaient d'un si heureux événement.

La réouverture de l'École de médecine sous les auspices d'un prince éclairé est comme la résurrection officielle de la science et de l'intelligence en Égypte. Cet acte est un de ceux qui doivent attirer le plus l'attention de l'Europe civilisée, et mériter particulièrement son estime avec sa sympathie.

DISCOURS

PRONONCÉ PAR LE DOCTEUR CLOT-BEY

A LA RÉOUVERTURE

DE L'ÉCOLE DE MÉDECINE DU CAIRE

LE 10 MOHAREM 1273 (10 SEPTEMBRE 1856).

Messieurs,

Ce n'est pas sans une vive émotion, vous le comprendrez, que je me retrouve dans cette enceinte. Il y a trente ans que, sous les auspices du grand prince qui voulait assurer à l'Égypte les bienfaits de la science, je formais l'École de médecine, dont les premiers élèves m'entourent et vont coopérer à sa réorganisation. Leur présence ici, la part qu'ils vont prendre à nos travaux, montrent assez que l'ancienne École a produit ses fruits. Nous y voyons en même temps la preuve de la différence qui existe entre l'époque présente et celle qui a vu s'élever les premières assises de cette importante institution. Alors, Messieurs, les obstacles se présentaient de toutes parts et se produisaient sous toutes les formes. Les élèves qu'il nous était permis de réunir n'avaient aucune notion scientifique préparatoire; l'enseignement offrait les plus grandes difficultés par l'absence d'une langue commune; le langage technique n'existait pas : la répugnance pour les études anatomiques était générale. Si vous ajoutez à cela la lutte à soutenir contre les préjugés sans cesse renaissants, contre des jalousies toujours actives, contre une malveillance qui ne reculait devant aucun moyen d'attaque, vous reconnaîtrez peut-être, Messieurs, qu'il a fallu quelque courage pour entreprendre une pareille tâche, de la persévérance et surtout une confiance inébranlable dans la grandeur des résultats pour en supporter le fardeau. Heureusement qu'à défaut d'expérience j'avais un ardent désir de faire le bien; j'avais aussi ce qui rend faciles et même attrayants les plus rudes travaux: la jeunesse et la santé. Je triomphai donc des difficultés. Après six années de constants labeurs, six années pendant lesquelles j'ai toujours été soutenu par la consolante pensée de contribuer à la civilisation de l'Égypte, et, le dirai-je, par l'espoir d'attacher mon nom à la restauration des sciences sur cette terre, berceau de la science, j'ai vu mes efforts couronnés de succès.

Oui, Messieurs, couronnés de succès! et à ceux qui tenteraient de le contester, je n'ai qu'à présenter le procès-verbal de la séance de l'Académie de médecine de Paris du 6 décembre 1832 (1), séance dans laquelle furent exa-

---

(1) *Procès-verbal de l'examen soutenu par douze élèves de l'école d'Abou-Zabel (Égypte), le dimanche* 18 *novembre* 1832, *à l'Académie royale de médecine de Paris.*

A son arrivée à Paris, avec les douze élèves égyptiens qu'il amenait en France par ordre du Vice-roi d'Égypte, M. Clot-Bey travaillait à les placer de la manière la plus favorable au perfectionnement de leurs études; mais, conformément au vœu qu'en avait manifesté le Vice-roi, il désirait avant tout que ces élèves fussent

minés douze de nos élèves que je conduisis alors en France; ce document, qu'en moins de six ans d'étude, malgré les obstacles et les entraves signalés plus haut, les

---

soumis à un examen propre à faire apprécier les connaissances médicales qu'ils avaient acquises sous leurs premiers maîtres, et à fixer nettement les idées sur le mérite de l'école qui les avait formés.

Dans une conférence qu'il eut avec M. Jomard, membre de l'Institut, et avec MM. Breschet et Pariset, l'un président, l'autre secrétaire perpétuel de l'Académie royale de médecine, M. Clot-Bey leur fit part de ses vues et de celles du Vice-roi. En conséquence, MM. Breschet et Pariset proposèrent de former un jury composé, pour les sciences médicales, de MM. Desgenettes, Larrey, Dupuytren, Breschet, Orfila, Rostan, Bégin, Roche, Sanson, J. Cloquet, Magendie, Pariset; et pour les langues orientales, de MM. Jaubert et Jomard. Cette proposition fut agréée. On arrêta que des lettres seraient adressées aux différents membres du jury pour les prier d'accepter cette mission. Le jour de l'examen fut fixé au dimanche 18 novembre 1832, à une heure; et le lieu choisi fut la salle où l'Académie royale de médecine tient ordinairement ses séances.

Au jour, à l'heure et au lieu convenus, MM. les membres du jury, pour la plupart, et M. Clot-Bey, avec ses douze élèves, se trouvèrent réunis; et, comme le bruit de cet examen s'était répandu par la voie des journaux, il arriva que beaucoup de praticiens très-distingués de la capitale et beaucoup de membres de l'Académie vinrent assister à la séance, entre autres, M. le baron Dubois et M. le docteur Marc, médecin du roi.

Les seuls membres du jury présents furent : MM. Orfila, Dupuytren, Roche, Sanson, Bégin, Breschet, J. Cloquet, Pariset et Jomard.

MM. Dupuytren, Orfila et Pariset déterminèrent entre eux une série de questions sur lesquelles seraient interrogés les élèves. Ces questions furent les suivantes :

1. Décrire le cerveau;
   L'oreille interne;
   L'œil, et spécialement le cristallin;

*

élèves égyptiens présentés à l'Académie ont pu se montrer à la hauteur des étudiants d'une faculté d'Europe. Leurs progrès en français avaient été si extraordinaires

---

Décrire la formation de la cataracte et l'opération qu'elle rend nécessaire.

2. Comme question subsidiaire :
Décrire la conjonctive
Et l'ophthalmie.

3. Décrire le canal inguinal,
La formation de la hernie inguinale,
Les symptômes de l'étranglement,
Et l'opération de cette espèce de hernie.

4. Décrire le périnée,
Et le col de la vessie;
Indiquer les causes et les symptômes du calcul,
Et l'opération de la taille telle que la pratique M. Clot-Bey.

5. Décrire l'articulation scapulo-humérale,
La luxation de l'humérus,
Et le moyen de la réduire.

6. Indiquer les plaies d'armes à feu qui rendent l'amputation nécessaire,
Et décrire l'amputation.

7. Exposer l'anatomie du foie,
Et l'histoire de l'hépatite.

Ces questions arrêtées, M. Orfila a pris la présidence, accompagné de M. le baron Dupuytren et de M. Pariset, qui faisait les fonctions de secrétaire. Ici M. Clot-Bey a pris la parole pour rappeler quelles sont, à l'égard de cet examen, les intentions du Vice-roi; et ces intentions, conformes à celles de M. Clot-Bey lui-même, sont celles que nous avons exprimées dans le premier paragraphe de ce procès-verbal.

Ensuite M. Clot-Bey a remis sur le bureau la liste de ses élèves. Cette liste porte les noms suivants :

qu'ils furent capables de soutenir l'examen dans cette langue.

A mesure que du sein même de l'établissement nais-

Ahmet Er-Rachidi;
Hussein Er-Rachidi;
Mahomet Mansour;
Ibrahim En-Nabaraoui;
Hussen El-Hihaoui;
Issaoui En-Nahraoui;
Mustapha Es-Subki;
Mahomet El-Chabassi;
Mahomet Es-Succari;
Mahomet El-Chafeï;
Ahmet Behit;
Mahomet-Ali El-Bagli.

Le premier élève examiné a été le cheik Mansour. M. Jules Cloquet lui a demandé :

Quelle est l'organisation de l'œil?

Quelle est en particulier celle du cristallin?

Comment se forme la cataracte?

Et par quelle opération les malades en sont-ils délivrés?

Sur ces différentes questions, le cheik Mansour a répondu de la manière la plus satisfaisante, et aux applaudissements de toute l'assemblée.

Ensuite a paru Hussein El-Hihaoui. M. Sanson l'a prié de décrire le périnée et le col de la vessie; d'exposer les symptômes qui annoncent la présence d'un calcul dans ce dernier organe; et par quelle méthode M. Clot-Bey fait l'opération de la pierre.

Les réponses que Hussein El-Hihaoui a faites à ces questions lui ont mérité les suffrages de ses auditeurs. Quant aux légères hésitations qu'il a fait paraître, on les a attribuées, avec raison, à la difficulté qu'éprouvait cet élève à entendre et à parler le français; car, lorsqu'il ne trouvait pas les paroles dont il avait besoin, il y suppléait à merveille par un langage d'action très-clair et très-animé.

Le troisième élève examiné fut Ibrahim En-Nabaraoui. M. Bres-

saient de nouvelles ressources, que les moyens d'étude et les instruments de travail s'y développaient, d'utiles changements furent successivement introduits dans son ré-

---

chet le pria de décrire l'articulation scapulo-humérale, la luxation du bras, et les moyens d'y remédier.

Cet élève donna dans les réponses des preuves de savoir et de beaucoup d'intelligence.

M. le baron Dupuytren fit prendre alors un autre tour à la marche des questions. Il demanda au cheik Mansour si, dans la réduction de la luxation du bras, au moment où se fait l'extension, laquelle exige des efforts inégaux et variés, il n'était pas nécessaire de faire une contre-extension, et si cette contre-extension ne doit pas être, au contraire, fixe et invariable.

Le cheik Mansour répondit par l'affirmative, et développa les raisons de sa réponse.

Ensuite M. Dupuytren demanda à Hussein El-Hihaoui en quoi le cristallin contribuait à la vision; et quel est, après l'opération de la cataracte, le moyen de suppléer à cet organe.

Les réponses de l'élève furent parfaitement justes.

Après quoi M. Dupuytren demanda à Ibrahim En-Nabaroui si, dans l'opération de la taille, il ne fallait pas proportionner l'étendue de l'incision au volume de la pierre, et ce qu'il fallait faire lorsque la pierre était d'un volume trop considérable.

« Le cathéter, répondit l'élève, sert à constater et la présence et le volume de la pierre. Si elle est volumineuse, il faut que l'incision soit grande; mais si le volume est excessif, il faut recourir à la taille sus-pubienne. »

Poursuivant les questions sur ce sujet, M. Dupuytren demanda à Ibrahim depuis quel temps il étudiait;

Si la pierre était une maladie commune en Égypte;

Combien il en avait vu d'exemples;

A quelle cause on la rapportait,

Et s'il avait entendu parler d'une méthode qui consiste à dilater le canal de l'urètre et à déplacer la pierre par la succion.

« J'ai cinq ans d'études, a répondu Ibrahim. Dans cet intervalle

gime; et l'École de médecine, dont le personnel enseignant s'était accru, dont la langue scientifique avait été formée, dont les élèves avaient été soumis à des études

---

de temps, j'ai vu une centaine de pierres. La pierre est en Égypte un accident très-commun. On l'attribue à l'ingestion dans l'économie d'un sable très-fin qui, mêlé d'abord aux aliments et aux boissons, passe dans le chyle et dans le sang, voyage avec le sang dans les veines, et pénètre dans la vessie, où il offre un point d'appui aux premiers rudiments du calcul. Toutefois, nous n'admettons point cette cause, et nous reconnaissons notre ignorance sur l'origine de cette maladie. »

Sur la dernière question, plusieurs élèves font des réponses desquelles il résulte qu'en effet certaines personnes pratiquent en Égypte la dilatation du canal de l'urètre et l'extraction de la pierre par succion; mais une telle opération ne peut convenir, disent les élèves, que lorsque la pierre est très-petite.

Enfin, M. Dupuytren adresse à Mahomet El-Chabassi plusieurs questions relatives à la peste.

1. Quelle opinion se sont formée les hommes éclairés parmi les Arabes sur la génération de cette maladie?

Réponse. Les hommes dont vous parlez attribuent cette maladie aux vapeurs dangereuses qui s'élèvent de la terre.

2. La peste est-elle contagieuse?

Réponse. On la considère comme telle en Égypte.

3. Y a-t-il plusieurs cas de transmission, et suffit-il quelquefois, comme le disait M. Fourrier, qu'une simple cloison de bois vous sépare des pestiférés pour que vous soyez préservé?

Ici M. Clot-Bey répond pour ses élèves que, faute d'expérience personnelle sur la matière, ils ne peuvent croire que ce qu'ils ont appris dans leur enseignement; qu'à l'École d'Abou-Zabel on n'avait point de parti sur la question de la contagion; que lui penche à ne pas l'admettre; mais que, sur ce point important, il n'aura d'opinion arrêtée que lorsque l'expérience l'aura suffisamment éclairé.

Là s'est terminé l'examen. L'auditoire a plus d'une fois témoigné sa vive satisfaction par des applaudissements, et M. le baron Dupuytren a clos la séance par ce discours :

préparatoires en rapport avec l'objet spécial de l'enseignement, ne cessa, avec le temps, de recevoir de notables améliorations, que compléta sa translation d'Abou-Zabel

---

« Élèves de l'école d'Abou-Zabel, nous sommes heureux d'avoir été appelés à constater le savoir et le succès des jeunes élèves de la nouvelle École arabe.

» Cette École servit autrefois à entretenir le flambeau à moitié éteint de la médecine. Les services que la médecine en reçut, elle les a rendus à l'Égypte.

» L'homme supérieur dans les mains duquel le ciel a remis dans ces derniers temps le gouvernement de cette terre antique, et qui a conçu la noble pensée d'en faire revivre toutes les gloires, ne pouvait négliger de lui rendre celle de la médecine.

» Dans cette vue, il ne pouvait faire un meilleur choix que celui de l'illustre professeur auquel il a confié le soin de relever l'École d'Alexandrie.

» Vos succès lui appartiennent; qu'il en reçoive ici nos félicitations.

» Recevez aussi nos compliments, jeunes élèves; à travers les difficultés d'une langue qui vous est étrangère, nous avons trouvé avec plaisir la preuve d'un savoir aussi solide qu'étendu.

» Vos réponses à nos questions nous présagent avec joie qu'Avicenne, Rhasis et Albucasis trouveront en vous de dignes successeurs.

» La carrière qui vous est ouverte est pleine d'espoir et d'avenir pour vous; elle est pleine d'utilité pour votre pays et pour la science.

» Vous allez être appelés à prévoir, à prévenir ou à traiter les maux qui, comme par une compensation de ses avantages et de sa fertilité, affligent l'Égypte.

» Mais ce ne serait pas assez. Il faudra encore que vos efforts tendent à reculer les bornes de la science; elle espère de vous des lumières depuis longtemps attendues sur les causes, sur la nature et sur le traitement des maladies propres à l'Égypte.

» Les espérances de la science ne seront pas trompées, et cette Académie, qui vous a reçus avec tant de bienveillance dans son

au Caire. Mais, au fond, on peut dire que les bases de l'organisation primitive ne furent pas essentiellement modifiées, et que, de 1832 jusqu'à 1849, l'École subsista telle que je l'avais créée. Les résultats avaient d'ailleurs répondu à mes espérances; l'utilité de l'institution n'était plus révoquée en doute. Durant cette même période, il en était sorti huit cents médecins ou pharmaciens, répartis dans les divers services publics.

A ces faits, déjà si concluants, vint s'ajouter un témoignage dont personne, à coup sûr, ne contestera l'autorité. Le célèbre docteur Lallemand était arrivé en Égypte. Le ministre de l'instruction publique eut l'heureuse idée de profiter de sa présence pour être complétement édifié sur la situation de l'École, l'état de l'enseignement, l'instruction des élèves et la nature des perfectionnements dans son organisation pouvait être susceptible. Après une inspection consciencieuse de l'établissement dans ses détails et dans son ensemble, après avoir lui-même procédé à des examens rigoureux, le savant professeur de Montpellier déclara, dans un rapport raisonné, en date du

---

sein, accueillera avec empressement les résultats des observations et des recherches que je viens de proposer à votre zèle. »

A la chute du jour, la séance a été levée.

Fait à Paris, le 6 décembre 1832.

Signé : Orfila, baron Dupuytren, Breschet, Roche, Sanson, J. Cloquet, Bégin, Pariset et Jomard, membre de l'Institut, composant le jury; baron Dubois et Marc, médecin du roi, présents à la séance.

1er janvier 1849, qu'il ne voyait rien à ajouter ou à changer à ce qui existait alors (1).

C'est peu de temps après, Messieurs, que je quittai le service. Je ne suivrai pas l'histoire de l'École de médecine dans les changements qui s'y opérèrent depuis le moment où je cessai d'en avoir la haute direction. Il ne saurait me

---

(1) *Rapport de M. le docteur Lallemand, adressé à S. E. Edhdem-Pacha, ministre de l'instruction publique, en date du* 1er *février* 1849.

« Monsieur le ministre,

» Conformément à vos désirs, je vous adresse les réflexions qui m'ont été suggérées par ce que j'ai pu remarquer ici de relatif à vos attributions, en m'attachant surtout à l'objet habituel de mes études.

» Les imposants débris dont le sol de l'Égypte est couvert montrent clairement que son antique splendeur était le fruit d'une civilisation avancée, bien antérieure à nos premières notions sur la Grèce. Aujourd'hui les rôles sont changés; mais ce second contraste entre l'Europe actuelle et la terre des Pharaons n'est pas moins concluant. Aujourd'hui, comme autrefois, comme toujours, la prospérité des nations est en raison de leurs progrès relatifs dans les sciences et dans les arts. Évidemment le sol de l'Égypte n'est pas moins fertile qu'au temps des Mœris et des Sésostris; le ciel n'est pas moins pur ni le soleil moins chaud; les débordements du Nil se reproduisent aux mêmes époques et avec les mêmes phénomènes; les femmes enfin ne sont pas moins fécondes : pourquoi donc la même terre n'est-elle plus couverte que du tiers des habitants qu'elle nourrissait autrefois dans l'abondance? C'est qu'elle est restée étrangère au mouvement intellectuel auquel jadis elle donnait l'impulsion. Que doit faire le pouvoir pour lui rendre sa première prospérité? Il doit y rappeler les sciences et les arts dont le foyer s'est déplacé. Méhémet-Ali avait bien compris cette nécessité, et ce sera sa plus grande gloire. Aussi s'est-il hâté d'appeler près de lui des hommes supérieurs dans tous les genres. C'était par là qu'il fallait commencer pour obtenir des résultats rapides,

convenir de discuter des actes auxquels je suis resté étranger, et je m'abstiendrai d'apprécier les idées et peut-être les sentiments sous l'inspiration desquels une nouvelle or-

---

immédiats; mais cela ne suffisait pas pour amener des améliorations durables et pour assurer l'avenir. Il faut des subalternes intelligents pour seconder convenablement les chefs de service, il faut des institutions bien combinées pour amener la régénération d'un peuple. C'est donc maintenant des institutions scientifiques qu'il faut s'occuper, sous peine de voir avorter bientôt les germes des améliorations obtenues.

» Pour cela plusieurs moyens doivent être combinés :

» 1° Appeler encore d'Europe des professeurs tout formés pour les écoles qui n'ont pas encore de sujets nationaux suffisamment instruits, et surtout conserver les étrangers qui ont concouru à leur fondation, et qui ont l'avantage sur les nouveaux arrivés de connaitre le pays, les mœurs et la langue;

» 2° Envoyer en Europe les élèves les plus intelligents pour en faire plus tard des professeurs indigènes;

» 3° Enfin, préparer l'éducation première des enfants en vue des générations futures.

» Pour me faire mieux comprendre, je prendrai pour exemple l'enseignement médical, auquel j'ai dû naturellement attacher le plus d'importance. Depuis mon arrivée au Caire, je n'ai cessé de m'en occuper. Après avoir pris connaissance d'un rapport très-détaillé de Clot-Bey sur ce sujet, j'ai passé huit jours consécutifs à l'École de médecine pour m'assurer exactement de l'état des choses sur lesquelles j'avais à me prononcer clairement et sans réserve. J'exposerai d'abord ce qui est, tel que je l'ai vu; je dirai ensuite ce qui devrait être, du moins d'après ma manière de voir.

» Ma première préoccupation a été de m'assurer que mes questions et les réponses des élèves seraient fidèlement traduites. A cet effet, j'ai prié M. Belin, chancelier, interprète du consulat de France, et M. Abderhaman-Effendi, tous deux étrangers à l'École, d'assister à chaque séance, et de me rendre, dans les cas douteux, le sens précis de chaque phrase et même l'équivalent de chaque

ganisation fut arrêtée. Ce que je sais, et ce que nous avons le droit de constater, c'est qu'à l'avénement du prince éclairé qui gouverne aujourd'hui l'Égypte, l'École de mé-

---

expression; ce qu'ils ont bien voulu faire avec une scrupuleuse exactitude toutes les fois que l'occasion s'en est présentée.

» Pour savoir si la mémoire des élèves ne les servait pas plus que leur intelligence, j'ai toujours eu soin de ne pas leur poser les questions comme elles le sont dans les livres, surtout dans les livres élémentaires, de faire naître l'argumentation incidemment et de multiplier les objections. Au reste, trente années d'expérience comme examinateur m'ont permis, je crois, de démêler facilement ce qui tenait à l'intelligence réelle des choses d'avec les secours de la mémoire.

» Je dirai aussi que j'ai toujours eu soin de désigner moi-même, dans chaque division, l'élève que je voulais interroger, et de ne pas accepter le premier qui se présentait ou celui qu'on semblait m'indiquer. D'ailleurs, dans les questions d'anatomie, je leur ai fait désigner chaque objet, et quand il s'est agi d'opérations à pratiquer sur le cadavre, je n'ai pu craindre aucune influence étrangère.

» Après m'être entouré de toutes ces précautions, je crois avoir le droit de dire que ces huit jours d'épreuve m'ont complétement satisfait, et que des Français pris dans les mêmes conditions n'auraient pas été plus avancés dans un temps égal. Cependant ces élèves n'avaient pas été préparés, comme les nôtres, par de longues années d'études littéraires et scientifiques; ils avaient dû par conséquent apprendre plus de choses accessoires avant d'aborder les études purement médicales. Cependant la durée totale de leurs études n'est que de cinq années. J'ai donc eu lieu d'être surpris de tout ce qu'ils avaient appris en si peu de temps, surtout en pensant qu'ils avaient été pris indistinctement, sans qu'on consultât leur aptitude et leurs inclinations. J'ai l'entière conviction que nulle part, avec de pareils éléments, il n'eût été possible d'obtenir davantage. Dans le nombre de ces élèves, j'en ai trouvé qui feraient honneur à toutes les Facultés, et plusieurs méritent même d'être envoyés en Europe pour devenir bientôt d'excellents professeurs.

» L'École de médecine du Caire peut donc dès aujourd'hui fournir

decine avait tellement perdu de son importance et paraissait tellement frappée de stérilité, qu'il fut plus facile d'en ordonner la suppression que de pourvoir à sa réforme.

---

des praticiens dignes de toute confiance, et même quelques sujets propres à l'enseignement. Ce sont là des preuves décisives de l'excellente organisation de cet établissement; car c'est d'après les résultats obtenus sur les sujets les plus capables qu'il faut toujours juger les institutions de cette nature, les médiocrités se trouvant partout en grand nombre, et les incapacités pouvant être facilement éliminées par des examens consciencieux. Voici les circonstances de cette organisation qui me paraissent avoir le plus contribué aux succès de ces élèves.

» 1° Le casernement a l'avantage de les astreindre à la plus grande régularité, d'économiser leur temps, de favoriser leur recueillement, et de concentrer leur attention sur les seuls objets de leurs études.

» 2° Des répétiteurs, remplaçant les agrégés de nos Facultés, sont chargés d'expliquer les leçons des professeurs : il s'établit dans ces petits comités des relations plus intimes que dans des leçons didactiques; des questions, des doutes, des objections peuvent éclaircir tout ce qui n'avait pas été suffisamment compris. Les leçons ne supportent pas d'interruption, et cependant elles sont faciles dans des langues étrangères aux élèves; il était donc indispensable de s'assurer que la traduction en avait bien rendu le sens, et qu'il avait bien été compris de tous. La liberté des conférences pouvait seule dissiper les doutes et réparer les erreurs. Ce mode d'enseignement, si différent du premier, est peut-être le plus important dans de pareilles circonstances ; il n'est pas seulement utile aux élèves, il sert aussi les répétiteurs, qu'il force à méditer sur des objections imprévues, et qu'il prépare aux difficiles fonctions du professorat. Je pense donc que ces répétiteurs doivent toujours être conservés pour remplacer les cours particuliers qui se font en Europe hors des Facultés.

» 3° L'enseignement de la pharmacie a lieu dans le même établissement; cette réunion ne peut être que fort utile; c'est le com-

Mais le rétablissement de l'École de médecine n'avait jamais cessé d'être dans la pensée du Vice-roi. Nous en avons pour garants non-seulement la mission dont Son

---

plément logique de la fusion consacrée en France des Écoles de médecine et de chirurgie en une seule Faculté.

» 4° Un hôpital de clinique fait partie de l'École. C'est encore une pensée féconde, en ce qu'elle facilite l'intelligence de ce qu'il importe le plus de bien voir et de bien comprendre, en ce qu'elle associe dès les débuts les faits à la théorie, enfin en ce qu'elle tend essentiellement à former des praticiens, but essentiel et définitif de toute institution de cette nature. Il en résulte encore un autre avantage important, celui de faciliter les dissections et les ouvertures des corps sans déplacement des élèves.

» A cette occasion, je dois faire remarquer que les plus grandes difficultés dans l'étude de l'art de guérir ont été vaincues avec un succès qu'il n'était pas possible d'espérer il y a trente ans. Sans anatomie, point de physiologie, point de chirurgie ni de médecine; sans examen des organes après la mort, point de pathologie complète et positive : c'est-à-dire, en d'autres termes, point de science de l'homme sain et de l'homme malade. Mais, pour qui connaît la puissance des préjugés, surtout quand ils sont appuyés sur le fanatisme religieux, il est facile de concevoir tout ce qu'il a fallu d'efforts, d'habileté, de persévérance pour arriver à ce point « *que les dissections et les ouvertures de corps éprouvent aujourd'hui moins d'obstacles au Caire qu'à Londres* ». Voilà une de ces conquêtes décisives qu'il y aurait de l'ingratitude à oublier, parce qu'elle n'est plus contestée; une de ces conquêtes dont il importe à tout prix de ne point laisser perdre les bienfaits. Le pas le plus difficile est franchi; ce qui reste à faire n'est rien en comparaison : il serait déplorable de n'en pas tirer tout le parti possible.

» Un autre obstacle s'opposait à l'enseignement des vérités pratiques les plus répandues en Europe : c'était la langue. Les professeurs appelés du dehors ne pouvaient faire leurs cours en arabe, et même la langue scientifique n'était pas facile. D'un autre côté, les élèves ne pouvaient consulter aucun ouvrage écrit en leur langue. Cette difficulté est à peu près vaincue, aujourd'hui que la langue

Altesse a daigné m'honorer, mais encore le vif intérêt qu'elle a mis à l'examen des propositions que j'ai eu l'honneur de lui soumettre, et l'empressement avec lequel

---

scientifique est créée, aujourd'hui que quatre-vingts volumes sont traduits en arabe. Je dois dire que les ouvrages originaux sont consacrés à l'usage des étudiants en Europe, mais que plusieurs bons traités manquent encore à cette collection. Je pense que c'est aux meilleures monographies qu'il faut maintenant s'attacher pour se tenir au courant des progrès scientifiques; car ce sont elles qui les exposent le mieux. Pour accélérer ces traductions, les professeurs qui en sont chargés devraient être rétribués en raison de leur travail, indépendamment de leurs appointements fixes, et c'est d'ailleurs de toute justice, puisqu'il s'agit d'une œuvre spéciale, difficile, et tout à fait indépendante de leurs fonctions ordinaires.

» Pour assurer à quatre millions d'habitants les secours de l'art de guérir, il faut que le nombre des élèves entretenus à l'École soit *considérablement augmenté*.

» Une condition importante au succès de tout enseignement, c'est que le professeur ne puisse être détourné de ses fonctions par aucun motif. Je ne crois pas que tout cumul doive être proscrit, surtout dans un pays où les capacités sont rares; mais il faut que rien ne puisse arracher un professeur à son cours; car ce n'est pas seulement à lui que nuisent ces perturbations, c'est aux élèves et à l'École. Il est indispensable que l'admission des nouveaux élèves ait lieu en même temps, et qu'elle coïncide avec l'ouverture des cours; sans quoi les efforts des retardataires seraient infructueux pour atteindre ceux qui sont plus avancés. Ce serait pour eux une année de perdue. Il faut aussi qu'ils ne puissent être enlevés à l'établissement, pour quelque motif que ce soit, avant d'avoir complétement terminé leurs études. Les employer trop tôt, c'est arrêter leur instruction au moment le plus précieux, et cela d'une manière irréparable, en même temps que l'on nuit à la considération de l'École qui répond moralement de leur instruction. Bien plus, les élèves ne devraient en sortir, à la fin de la dernière année, qu'après des examens sérieux, et avoir un certificat de capacité qui soit pour eux un véritable titre à des emplois convenablement rétribués. Les cabinets

elle a bien voulu accueillir un projet qui fait peser sur son gouvernement des charges de plus d'un genre. Le Vice-roi, Messieurs, cédant à ses généreuses inspirations, n'a

---

de physique, de chimie, d'histoire naturelle et les collections d'anatomie artificielle, ainsi que celle des instruments de chirurgie, enfin la bibliothèque, devraient être annuellement augmentés, à l'aide d'un fonds spécial exclusivement affecté à cet objet et employé suivant les besoins de l'enseignement.

» Voilà ce qu'il est urgent d'établir en principe, ce qui doit être fait *immédiatement*, et ce qui peut l'être sans aucun changement essentiel dans l'organisation actuelle.

» Mais il est d'autres mesures à prendre afin d'obtenir son perfectionnement futur.

» Pour compléter l'enseignement ou pour renouveler les professeurs à mesure de leur extinction, il vaudrait mieux, sous tous les rapports, envoyer en Europe les élèves les plus capables, que d'appeler ici de nouveaux savants étrangers. C'est le seul moyen d'arriver le plus tôt possible à l'enseignement par la langue arabe. Mais cela ne suffit pas pour assurer l'avenir, il faut préparer de longue main la première éducation des enfants, dans des établissements spéciaux où ils puissent recevoir les éléments indispensables d'une éducation littéraire et scientifique qui aplanisse les abords de l'enseignement médical proprement dit. Enfin, il faut que les plus capables soient attirés vers ces études ingrates et difficiles par leurs dispositions spéciales, et non par les caprices du hasard. Car on ne fait bien que ce qu'on a de l'aptitude à bien faire. Mais pour que les parents favorisent ces inclinations, il faut qu'ils sachent que leurs enfants y trouveront un avenir lucratif et surtout honorable. C'est ce qui ne saurait avoir lieu tant que l'École n'aura pas le droit de délivrer des diplômes qui soient des titres *incontestables* à l'obtention de certains grades, de certaines fonctions dans le militaire et dans le civil. La capacité peut être facilement constatée par des examens, et le diplôme est le cachet de cette capacité. Mais, quant à la moralité de ceux qui sont reçus, elle doit naître du désir de conserver une position honorable; elle doit être assurée par un traitement suffisant pour les mettre à l'abri des tentations de la cupidité.

reculé devant aucune difficulté, devant aucun sacrifice, pour assurer la reconstitution de l'École sur de solides fondements. C'est vous dire assez le prix qu'il y attache, et l'étendue des devoirs que ses libérales intentions vous imposent.

Vous remplirez, Messieurs, la tâche qui vous est confiée; vous répondrez dignement à la confiance de Son Altesse, j'en ai la ferme conviction.

Bien que présentant encore des difficultés, l'œuvre que vous avez à accomplir est-elle beaucoup moins compliquée aujourd'hui qu'à l'origine même de nos travaux?

La première condition à remplir pour obtenir des fonctionnaires irréprochables, c'est de les mettre au-dessus du besoin; c'est alors seulement qu'on pourra destituer sans pitié ceux qui manquent de délicatesse. C'est aux examinateurs de l'École à bien constater la capacité, c'est au pouvoir à développer la moralité.

» A la fin de la cinquième année, tous les étudiants ne seraient certainement pas jugés dignes d'obtenir le diplôme de docteur, et cependant ils ne seraient pas entièrement incapables, puisqu'ils ne seraient parvenus jusqu'à la cinquième année qu'après une série d'épreuves répétées chaque année. Que faudrait-il en faire? L'équivalent de nos officiers de santé; ils en sauraient toujours plus que tant d'autres qui pratiquent aujourd'hui sans titres suffisants, beaucoup plus surtout que les barbiers de village auxquels on est forcé d'avoir recours pour les vaccinations, dans les petites localités, et pour constater les décès. Je pense, comme on l'a proposé, que l'on doit ajouter une sixième année aux études : elle serait plus particulièrement consacrée aux cliniques, et la nouvelle faculté serait plus sûre de fournir des praticiens expérimentés.

» Je vous ai soumis, monsieur le ministre, ces réflexions dans l'intention de m'acquitter envers l'Égypte de l'honorable hospitalité dont j'ai constamment été l'objet depuis mon arrivée. Je vous prie d'y voir aussi l'expression des souvenirs agréables que m'ont laissés mes rapports avec Votre Excellence.

» *Signé :* LALLEMAND. »

Les maîtres et les élèves se trouvent maintenant dans des conditions à tous égards préférables à celles qui existaient à l'époque où l'École fut fondée. Sans doute, Messieurs, je ne veux pas le dissimuler par une fausse modestie, l'énergie que j'ai mise, il y a trente ans, au service de l'institution, vous fera quelquefois défaut. Mais vous avez en compensation, pour garantie de vos succès, le changement qui s'est opéré dans les mœurs et dans les idées, et l'affaiblissement des préjugés. Vous avez pour vous la pratique déjà éprouvée des principes qui m'ont servi de règle et les fruits de nos travaux. En effet, vous possédez une langue scientifique, la traduction d'un grand nombre d'ouvrages classiques, et des élèves familiarisés avec les notions élémentaires de la science. Les éminents praticiens qui nous apportent le concours de leurs lumières et de leur expérience, trouvant désormais des interprètes familiarisés avec l'étude de la langue médicale, ajouteront puissamment aux ressources de l'enseignement.

Puisque j'ai parlé de règles, permettez-moi de rappeler en peu de mots quelques-unes de celles qui ont servi de bases à l'organisation de l'École.

Contrairement à ce qui se pratique en Europe, les élèves de l'École de médecine du Caire, entretenus aux frais du gouvernement, et jouissant d'une solde, sont soumis au régime collégial. Il en résulte que les étudiants trouvent réunis dans le même établissement tous les moyens d'instruction théorique et pratique; qu'ils ne sont plus dans l'obligation de parcourir des distances plus ou moins longues pour se rendre soit aux amphithéâtres, soit aux hôpitaux; et que, constamment placés sous une surveillanc active, aucune cause de distraction ne les enlève à leurs études.

A cet avantage, nous avons ajouté ceux non moins importants de la répétition journalière des cours et de la rédaction des leçons par chaque élève. Vous conserverez, je n'en doute pas, Messieurs, une méthode qui se recommande par ses succès.

Deux opinions ont été débattues sur le meilleur moyen d'introduire les arts et les sciences de l'Europe en Égypte. L'un préconise l'envoi à l'étranger de sujets nationaux, pour y recevoir une instruction complète, afin qu'ils rapportent dans leur pays les connaissances qu'ils auront acquises; l'autre recommande le système contraire, qui consiste à appeler des professeurs étrangers, pour leur confier l'enseignement dans les écoles nationales.

Le premier mode présente, selon nous, plusieurs inconvénients : 1° on ne connaît pas la vocation des élèves qu'on envoie à l'étranger, et par conséquent on risque de les destiner à des études pour lesquelles ils ne seraient pas aptes; 2° la langue arabe exige de si longues études, qu'il arrivera de deux choses l'une : ou les élèves partiront d'Égypte trop jeunes pour en avoir une parfaite connaissance, et alors ils l'oublieront en cessant de la cultiver, ce qui, à leur retour, les placerait dans la même condition que les professeurs étrangers; ou ils partiront assez âgés pour bien connaître leur langue, et, dans ce cas, ils le seront trop pour en apprendre facilement une autre; 3° les élèves égyptiens étant dans la nécessité, dès leur arrivée en Europe, de donner plusieurs années à l'étude de la langue du pays qu'ils habiteront, ce n'est que très-tard qu'ils pourront commencer les études spéciales.

La seconde manière de procéder nous a toujours paru préférable. D'abord, elle est exempte des inconvénients que nous venons de signaler; en second lieu, elle ne restreint pas l'enseignement à un petit nombre de sujets; enfin, elle est beaucoup moins dispendieuse.

Je ne saurais passer sous silence une opinion à laquelle le mérite de celui qui l'a exprimée donne une grande valeur. M. le professeur Ranzi de Florence, que distinguent au même degré un profond savoir et un noble caractère, pensait que l'enseignement devait être pratiqué en français à l'École de médecine du Caire. Je crois que l'honorable professeur serait revenu de cette idée, si une plus longue expérience de l'instruction élémentaire des élèves lui avait fait comprendre qu'il était fort difficile, pour ne pas dire impossible, de la mettre à exécution. Ce n'est, en effet, que par exception que les jeunes gens entrant à l'École savent assez le français pour suivre des cours scientifiques dans cette langue, et l'on ne peut en faire usage dans l'enseignement médical qu'après plusieurs années d'études préparatoires. Il y a d'ailleurs une considération dont nous devons tenir compte, c'est que l'enseignement dans une langue étrangère en restreint l'efficacité; qu'il n'a jamais pour effet de naturaliser la science et d'en généraliser les bienfaits. L'introduction des études scientifiques en Égypte à l'aide de l'idiome du pays et par le moyen des écoles nationales, voilà le système auquel l'expérience et la raison commandent de s'arrêter. Nous nous y attachons avec d'autant plus de confiance qu'il est toujours possible d'en compléter les avantages, en envoyant en Europe, pour y perfectionner leur éducation, ceux des élèves qui se seront le plus distingués dans le cours de leurs études.

Messieurs, vous ne l'ignorez pas, telle est d'ailleurs la marche qu'on a généralement suivie chez tous les peuples qui ont été successivement initiés à la civilisation.

Ce n'est pas que nous méconnaissions l'utilité d'une

langue européenne. Nous sommes, au contraire, convaincus que la connaissance en est indispensable dans toutes les carrières scientifiques; car c'est l'unique moyen, pour ceux qui les suivent, de se tenir au courant des progrès que réalise le mouvement incessant de l'esprit humain. Aussi, en créant l'École de médecine, avais-je eu le soin d'y annexer une École préparatoire, dont le programme comprenait l'étude du français. C'est par la même raison qu'une classe de langue française est établie dans la nouvelle École, afin de combler cette lacune de l'instruction, jusqu'au moment où la grande École préparatoire, que le Vice-roi a eu la généreuse pensée de fonder, pourra fournir des sujets aptes aux études spéciales.

Tel est, ce me semble, le moyen le plus sûr de régénérer l'Égypte et de lui rendre quelque chose de l'éclat dont elle brilla jadis. Mais à quoi serviraient nos efforts, s'il fallait en croire des esprits prévenus et irréfléchis, qui, ne tenant aucun compte de la supériorité intellectuelle que l'anthropologie et l'histoire accordent aux Égyptiens, s'obstinent à refuser à la famille nilotique la puissance de se régénérer? Cette opinion, injuste autant qu'erronée, ne tend à rien moins qu'à laisser croupir dans son ignorance et sa barbarie actuelles le peuple qui fut l'instituteur du monde. Les Égyptiens de nos jours sont encore les enfants de cette Égypte qui marcha à la tête de la civilisation antique, qui a donné des leçons à la Grèce, et qui sous le règne des califes a de nouveau compté de brillantes années de gloire et de prospérité. Gémissants dans la servitude, courbés sous le joug des grossiers Mameloucks, leurs heureuses facultés ont été étouffées, leur génie s'est éclipsé; avec un bon gouvernement, et grâce aux bienfaits de l'instruction, l'instinct national se réveillera, et les Égyptiens se montreront dignes de leurs pères. On en a pour gage la transformation qui, durant le règne de Méhémet-Ali, s'est déjà opérée en eux. Qu'étaient les soldats pleins de courage et d'énergie qui, supportant avec une résignation héroïque les fatigues et les privations d'une guerre lointaine, ont étonné le monde par leurs victoires? Des Égyptiens; ces mêmes fellahs qui, dégradés par le mépris de leurs dominateurs, tremblaient naguère devant un cawas turc ou un insolent Albanais. Qu'étaient ces jeunes gens qui, transportés à leur sortie de l'École au centre même de la civilisation, ont obtenu des corps savants de l'Europe des couronnes et des titres académiques? Des Égyptiens relevés par quelques années d'études de leur déchéance intellectuelle. Qu'on cesse donc d'opposer au témoignage des faits des théories que repoussent également la logique et l'amour de l'humanité! Si le caractère des Égyptiens est entaché de graves défauts, si des vices même en obscurcissent les éminentes qualités, il faut s'en prendre au régime sous lequel ils ont trop longtemps vécu; il faut y voir surtout le résultat du manque de cette éducation première qui seule peut développer dans le cœur de l'homme le sentiment du bien et les principes d'une saine morale. Le temps, une bonne administration et les lumières de la science feront disparaître des imperfections qui, chez le peuple égyptien, ne sont, après tout, que la conséquence et l'empreinte de ses longs malheurs.

C'est aux professeurs de cette École qu'il appartient de détruire, par le résultat de leurs travaux, une prévention qui serait encore regrettable, alors même qu'elle serait fondée. C'est dans leurs enseignements et dans leurs exemples que les étudiants trouveront le moyen de la démentir, en y puisant, avec l'instruction qui développe les facultés de l'esprit, les sentiments philanthropiques et les vertus sociales qui élèvent l'exercice de la médecine à la hauteur d'un sacerdoce.

Vous me pardonnerez, Messieurs, de m'être arrêté avec trop de complaisance peut-être sur les détails dont il était sans doute superflu de vous entretenir; car votre indulgence attribuera ce long retour vers le passé à un sentiment bien naturel de ma part, l'ardente sollicitude dont je suis animé pour une œuvre à laquelle j'ai consacré, avec les plus belles années de mon existence, tout ce que la Providence divine m'avait départi de force et d'intelligence.

Puisque la vie est rendue à une institution si éminemment utile, puisque son avenir vous est confié, nous sommes en droit d'espérer qu'elle produira tous les fruits que le pays en attend.

Deux mobiles puissants entretiendront constamment, Messieurs, votre zèle et votre émulation : l'importance de la mission humanitaire dont vous êtes chargés, et les sentiments de gratitude et de dévouement dont nous sommes profondément pénétrés envers le prince qui restaure l'École de médecine. Il manifeste par cet acte éclatant son amour de la science, la bonté de son cœur et l'intérêt qu'il porte au bien-être de la population de l'Égypte.

www.ingramcontent.com/pod-product-compliance
Lightning Source LLC
LaVergne TN
LVHW050507160826
845677LV00003B/1000

* 9 7 8 2 3 2 9 6 3 6 7 0 2 *